DES

PARALYSIES OBSTÉTRICALES

DES NOUVEAU-NÉS

DES

PARALYSIES OBSTÉTRICALES

DES

NOUVEAU-NÈS

PAR

P.-A. HILAIRE NADAUD,

Docteur en médecine de la Faculté de Paris,

Élève des hôpitaux de Paris, Médaille de bronze de l'Assistance publique,
(Externat 1869).

PARIS

ADRIEN DELAHAYE, LIBRAIRE-ÉDITEUR

PLACE DE L'ÉCOLE-DE-MÉDECINE

1872

PARALYSIES OBSTÉTRICALES

DES

NOUVEAU-NÉS.

Pendant que je suivais le service de M. le professeur Depaul, à la Clinique d'accouchements, j'ai eu l'occasion d'observer deux cas remarquables de paralysies chez les nouveau-nés (observations : 1, chap. I, et 9, chap. II). Ces deux faits ont été le point de départ de mes recherches sur ce sujet. Je regrette que mon ignorance de la langue allemande m'ait empêché de fouiller les recueils d'obstétrique publiés de l'autre côté du Rhin. J'ai été privé d'une source féconde en renseignements.

Qu'il me soit permis de remercier vivement M. Duchenne (de Boulogne) pour l'obligeance avec laquelle il a mis à ma disposition les notes de sa clinique et les résu tats de son expérience personnelle sur ce sujet.

Sous le nom de Paralysies obstétricales, j'étudierai, avec MM. Tarnier et Duchenne (de Boulogne), les paralysies qui se produisent chez le nouveau-né pendant l'accouchement, soit spontanément, c'est-à-dire sous l'influence de l'action utérine seule, soit à la suite de l'application d'instruments, soit enfin après certaines manœuvres de l'accoucheur.

J'aurai à traiter successivement les paralysies de la face, les paralysies du membre supérieur, et les paralysies des membres inférieurs.

CHAPITRE PREMIER.

Paralysies de la face.

§ 1er. — *aralysies du nerf facial.*

HISTORIQUE.

L'hémiplégie faciale du nouveau-né est une maladie connue depuis longtemps, mais jusqu'à M. P. Dubois il semble qu'elle n'ait pas été bien rapportée à sa véritable cause, on l'attribuait alors surtout à la compression du cerveau par le forceps. En 1839 parut la thèse de Landouzy (1) qui, d'après les leçons de M. Paul Dubois, fit connaître parfaitement la cause et la nature de la maladie.

Cependant Vernois en 1837, avait déjà nettement et en quelques mots établi la vraie pathogénie de la maladie (2) : « J'ai vu un cas de paralysie bien limitée de la moitié gauche de la face chez un enfant de quatre jours, *à la suite de la compression d'une des branches du forceps sur la région parotidienne*, pendant un accouchement laborieux. » Mais il est probable que Vernois avait déjà connaissance des opinions de M. Dubois sur ce sujet. — M. le professeur Pajot, dans sa thèse de concours (3), parle longuement de la paralysie faciale, mais il ne fait

(1) Landouzy, Th. de doctorat, 1839. Essai sur l'hémiplégie faciale chez les enfants nouveau-nés.

(2) Vernois. Th. de doctorat, 1837. Propositions, page 35.

(3) Pajot, Th. de concours, 1853. Des lésions traumatiques du fœtus.

que reproduire les opinions de Landouzy. Enfin Huchard, à qui M. le professeur Stoltz avait communiqué plusieurs observations, avoue qu'il a trouvé le travail de Landouzy si complet qu'il a été sur le point de renoncer à prendre ce même sujet pour sa thèse inaugurale. (1)

OBSERVATIONS.

OBSERVATION I (2).

Paralysie spontanée du nerf facial gauche.

Noël Augustine, 18 ans, entre à la salle d'accouchements de l'hôpital des Cliniques (service de M. le professeur Depaul), le 12 février 1872 à huit heures du matin.

Primipare, grossesse à terme, les règles ont paru pour la dernière fois le 8 mai 1871. — Apparition des premières douleurs le 12 à une heure du soir. Rupture spontanée des membranes le 13 à deux heures du matin. Dilatation complète le 13 à quatre heures du matin, terminaison de l'accouchement à huit heures. Présentation du sommet en O. I. G. A. Délivrance naturelle. Bassin normal.

L'enfant, du sexe masculin, est d'une bonne constitution; poids 3180 grammes, longueur totale 49 centimètres. Diamètres : occipito-frontal 12 centimètres, occipito-mentonnier 14 centimètres, bipariétal 9 centimètres, sous-occipito-bregmatique 9,5 centimètres.

Aussitôt après l'expulsion de l'enfant on constate qu'il est atteint d'une hémiplégie faciale du côté gauche. Quand il crie, les muscles se

(1) Huchard, Thèse de Strasbourg, 1866. De l'hémiplégie faciale chez le nouveau-né.

(2) Cette observation a été déjà en partie publiée par mon ami le Dr Guénot, dans sa Thèse inaugurale, Des paralysies par la compression des nerfs. Paris, 1872.

contractent du côté droit et l'œil se ferme de ce même côté ; à gauche au contraire, la face est immobile et l'œil reste ouvert. La commissure des lèvres est attirée en haut du côté droit.

La sensibilité est conservée du côté gauche de la face. La succion est possible, on n'a noté ni déviation de la luette ni déviation de la langue.

Le 15 février, les signes de la paralysie faciale gauche ont déjà un peu diminué.

La mère et l'enfant sortent le 2 mars 1872. Déjà depuis quelques jours les symptômes de la paralysie de l'enfant avaient complétement disparu.

OBSERVATION II (1). (Paralysie spontanée du facial gauche.)

« Il peut sembler que dans le cas suivant il y avait plus qu'une simple paralysie locale du nerf ; cependant, à un examen plus approfondi il sera établi aussi bien que possible que aucun désordre cérébral ou spinal n'a-vait existé. »

Paralysie de la septième paire de nerfs.

G. B..... a eu un travail difficile, la tête de l'enfant restant en bas dans le bassin pendant plusieurs heures ; à la naissance on observa une tumeur considérable au crâne, et une plaie gangréneuse de la grandeur d'un shelling sur le pariétal gauche. La naissance se fit de bonne heure, le dimanche matin, et à trois heures, le lundi, on observait un remarquable changement dans son aspect extérieur. La commissure de la bouche était tirée légèrement du côté droit quand l'enfant restait en repos ; quand il criait, ce qui arriva presque sans rémission, la face entière était tordue ; la commissure des lèvres était alors entraînée très-fortement en arrière et en haut du côté droit ; l'aile du nez du côté gauche n'étant pas aussi dilatée que celle du côté droit, donnait au nez une apparence difforme. L'œil du côté gauche

(1) The Dublin journal of medical science, vol. X. 1836. Observations on cerebral and spinal apoplexy, paralysis and convulsions of new borns infants. — Dr E. Kennedy (Dublin Lying in hospital).

restait continuellement ouvert pendant que celui du côté opposé se fermait pendant le sommeil et les cris. La bouche recouvrait en partie son aspect normal quand l'enfant était au repos. Le front du côté malade n'était pas plissé ; l'enfant, bien portant du reste, partit de l'hôpital dans cet état.

Observation III (1).

Paralysie faciale chez un nouveau-né et tumeur sanguine du cuir chevelu, suite d'application du forceps ; mort ; autopsie.

Héloïse J..., abandonnée, sexe féminin, née le 10 mars 1864, entrée le 14 mars dans le service de chirurgie des Enfants-Assistés. C'est une enfant très-développée qui présente la teinte ictérique des nouveau-nés. Le crâne porte des traces évidentes de contusion.

On y observe, en effet : 1° des ecchymoses et des petites plaies ; 2° une tuméfaction considérable qui porte sur le sommet de la tête et qui est formée par un vaste épanchement très-facilement appréciable. L'ecchymose, qui occupe toute la partie postérieure du crâne, s'étend en avant, passe derrière l'oreille gauche et s'arrête brusquement au niveau de l'angle de la mâchoire. A droite, autre ecchymose qui arrive jusqu'à la paupière supérieure. Il est évident que l'enfant a été extrait par le forceps. La face offre un défaut de symétrie très-manifeste. L'œil gauche est continuellement ouvert, tandis que celui du côté opposé reste fermé ; mais l'occlusion de ce dernier paraît surtout tenir au gonflement de la paupière supérieure, tandis qu'à gauche le défaut d'occlusion est évidemment de nature paralytique. — Le côté gauche de la face n'est le siége d'aucune contraction. Le nez semble dévié à droite, et la narine gauche est plus large que celle du côté droit. La commissure gauche est comme pincée, et quand l'enfant crie il n'y a que la portion droite de sa bouche qui se développe. Si on lui présente le doigt, l'enfant n'exécute pas les mouvements de succion ; cependant il est possible de lui faire avaler une petite quantité de lait. La sensibilité paraît intacte dans tous les téguments de la face.

(1) Résumé d'une observation empruntée à Parizot, Thèse de doctorat, Paris, 1866. Etude sur les paralysies symptomatiques des lésions du nerf facial, p. 43.

15 mars. La paralysie a déjà subi une amélioration qui consiste dans la possibilité de l'occlusion de l'œil gauche, la bouche est tirée à droite.

Le 16. L'enfant succombe à la gravité des lésion, du cuir chevelu (phelgmon).

Autopsie 48 heures après la mort :

Vaste épanchement sous le cuir chevelu au-dessous du péricrâne et étendue à presque toute la tête. Il est remarquable que cet épanchement est nettement limité, et s'arrête brusquement sur les parties latérales, au niveau du conduit auditif externe : en avant, au niveau des arcades sourcillières..... Passant à l'examen du facial gauche, siége de la paralysie pendant la vie, on ne peut, malgré tous les soins apportés à sa dissection, reconnaître aucune lésion. C'est à peine si la parotide qui l'entoure présente une coloration un peu plus foncée que celle du côté opposé.

La face ne présente aucune trace de lésion. Ainsi l'enfant paraît avoir succombé au vaste épanchement sanguin dont la suppuration commençait déjà à s'emparer.

(L'autopsie n'a révélé aucune lésion du cerveau ; elle fut faite sous les yeux de M. Dolbeau et dictée par lui.)

OBSERVATION IV (1).

Hémiplégie faciale du côté droit chez un nouveau-né, après l'application du forceps; mort pendant les convulsions.

Autopsie. Pas d'altération de l'encéphale. Parotide droite plus rouge et plus volumineuse qu'à gauche. La septième paire n'offre rien à considérer soit dans sa structure, soit dans sa coloration ni dans son tronc, ni dans ses principales anastomoses suivies dans le rocher. Il est entouré par une petite quantité de sérosité sanguinolente qu'on n'observe pas du côté opposé.

OBSERVATION V. (Communiquée par M. le Dr Thierry, interne du service.)

S... (Marguerite), 28 ans, entrée le 11 décembre 1866, à l'hôpital Necker, salle d'accouchements, service de M. le Dr Potain.

(1) Landouzy. Thèse citée, observation 3.

Première grossesse, conformation normale du bassin. Apparition des premières douleurs le 10 décembre. Lenteur et irrégularité des contractions utérines. Dans la nuit du 11 au 12, rupture spontanée de la poche des eaux, la tête était en O. I. G. A., au-dessus du détroit supérieur. Le 12, application de forceps au détroit supérieur : appliqué une première fois, il glisse à la première traction; il est ensuite appliqué de la façon suivante : Branche droite sur la partie droite du front, à peu près sur la bosse frontale. Branche gauche sur le temporal, embrassan l'oreille gauche sur sa concavité.

L'enfant naît asphyxié, il est ranimé par l'insufflation et l'électricité. Sur le front, on remarque une dépression sans plaie, causée par le rebord de la branche droite du forceps.

Le 13. On constate une paralysie faciale gauche. L'enfant avale le lait qu'on lui met dans la bouche, mais ne peut prendre le sein.

Le 14. Convulsions dans la matinée; mort à 11 heures du matin.

Autopsie. — Infiltration séro-sanguine considérable des téguments du crâne, vascularisation très-prononcée des os du crâne. A la face interne de la fosse pariétale droite, caillot mou, noirâtre, sous forme d'une large nappe entre les os du crâne et la dure-mère. Quelques foyers sanguins dans la cavité de l'arachnoïde. Couche peu épaisse de sang coagulé, recouvrant la face externe de l'hémisphère gauche.

On ne trouve rien au niveau du rocher, rien sur le trajet du nerf facial.

A gauche et en arrière du trou occipital, une portion de la circonférence de l'écaille temporale a déchiré le feuillet interne de la membrane qui unit les lames osseuses du crâne chez le fœtus, et fait saillie dans la cavité crânienne.

OBSERVATION VI (1) (Huchard, résumé.)

Première position crânienne, travail lent, la tête à peine engagée. Application de forceps. Paralysie du côté gauche de la face et du cou, symptômes très-prononcés ; l'enfant tette néanmoins. Tuméfaction et infiltration purulente du côté gauche du cou.

Mort le huitième jour.

Autopsie. — Infiltration purulente dans l'engorgement de la tête. On met à découvert le nerf facial et la patte d'oie qui ne présentèrent aucun changement appréciable. La glande parotide était très-rouge.

(1) Huchard, Th. citée, observation I.

Fréquence. — Les paralysies du nerf facial à la suite de l'application du forceps sont très-fréquentes et j'aurais pu en citer des exemples bien plus nombreux. J'aurais voulu établir dans quelle proportion elles se produisent, j'avais commencé des recherches à ce sujet dans les Bulletins de la clinique d'accouchements, mais on me dit que cet accident était considéré comme si peu important que souvent il n'en était pas fait mention. — Johnston et Sinclair (1), sur 168 applications de forceps qui amenèrent 148 enfants vivants, ne signalent pas un seul cas de cette paralysie.

Quant aux paralysies spontanées du facial elles sont très-rares, et le fait (obs. 1re) que nous avons signalé est le seul que M. Depaul ait eu occasion d'observer jusqu'à présent.

Anatomie pathologique. — Les lésions observées dans les quatre cas où l'autopsie a pu être faite, et que nous avons soigneusement rapportés, sont insignifiantes; on peut même dire que l'on n'a remarqué aucune lésion dans le nerf. Mais il faut ajouter que jamais le microscope ne semble avoir été employé dans ces recherches; peut-être qu'à l'aide de ce puissant moyen d'investigation on eût pu observer quelque altération dans la structure du nerf, soit un tassement des fibres résultant de leur compression, soit une vascularisation plus prononcée; cependant, dans un cas (chap. II, § II, observ. 2) la rougeur du nerf lui-même était évidente.

Etiologie. — « La paralysie chez les enfants nouveau-

(1) Johnston and Sinclair. Practical Midwifery; London, 1858.

nés n'est pas une maladie rare ; elle peut venir par l'effet d'un traumatisme sur le nerf dans la partie paralysée; ou bien dans son trajet après sa sortie par les ouvertures crânienne ou spinale. Nous en avons des exemples dans les compressions du nerf facial dans les présentations de la face ; de même, quand la tête a été longtemps pressée dans le bassin contre la tubérosité de l'ischion ; plusieurs cas de ce genre se sont presentés à nous. » Telle est d'après le docteur E. Kennedy (1), la pathogénie de certaines paralysies faciales spontanées. Dans mon observation 1, la compression du nerf a eu lieu sur l'angle sacro-vertébral ; l'enfant se présentait en première position du sommet, c'était donc le côté latéral gauche de la tête qui se trouvait en contact avec l'angle sacro-vertébral, et c'est en effet ce côté gauche qui a été paralysé.

C'est donc au niveau des détroits supérieur et inférieur que la tête est comprimée. « Les obstacles, dit M. Bailly (2), qui pendant la parturition spontanée forment l'antagonisme naturel de la puissance utéro-abdominale sont... surtout accumulés au niveau des détroits. Vers le détroit abdominal, on rencontre la circonférence osseuse de l'orifice supérieur du petit bassin et le cercle résistant du col; au sommet du bassin le passage rétréci du détroit inférieur. En ces deux points la partie fœtale est momentanément arrêtée et ne franchit les obstacles naturels que sous l'influence d'efforts plus considérables de l'organisme maternel. »

Landouzy, Pajot, Huchard, Jacquemier avaient tous

(1) Dr E. Kennedy, mémoire cité.

(2) Bailly, De l'emploi de la force dans les accouchements. Th. d'agrégation, 1866, Paris.

admis la possibilité de ces paralysies spontanées, même dans des bassins bien conformés, mais ils n'en avaient pas cité un seul cas ; à plus forte raison, elles pourront se produire dans des bassins légèrement viciés ou rétrécis par des tumeurs, et M. Depaul nous a dit avoir observé deux cas dus à cette dernière cause.

Mais le plus souvent les paralysies du facial se produisent à la suite de l'application des instruments tels que le forceps, le léniceps, lorsque leurs branches viennent presser soit au niveau du trou stylo-mastoïdien, soit un peu en avant du lobule de l'oreille, et Landouzy a fait remarquer que, chez l'enfant, l'absence presque complète de l'apophyse mastoïde et le peu de développement du conduit auditif favorisaient la possibilité de cette compression du nerf facial près de son point d'émergence.

La position de la tête a-t-elle une influence marquée sur la production des paralysies faciales ? — Landouzy croit qu'elles se produiront plus facilement dans les positions inclinées : pour Huchard ce serait dans les positions postérieures dont la conversion a été incomplète ; Chantereau dans quatorze observations d'application de forceps pour des positions occipito-postérieures, ne signale qu'une paralysie faciale (1) ; pour moi, dans la plupart des cas, j'ai noté une première position du sommet, il me paraît donc évident que la position de la tête n'a qu'une influence secondaire.

Kennedy pense que la présentation de la face est une cause prédisposante.

(1) Chantereau. De la rotation antérieure de la tête dans les positions occipito-postérieures persistantes. Th. de doctorat; Paris, 1869.

Symptômes. — Il peut arriver que la paralysie passe inaperçue au début, mais bientôt on est frappé de l'aspect étrange de la face; c'est surtout quand l'enfant pleure que sa figure devient grimaçante d'un côté, pendant que l'autre est immobile. Du côté paralysé, l'œil reste ouvert, les plis du front sont peu marqués, l'aile du nez est déformée, la commissure de la bouche déviée en bas, la joue quelquefois un peu flasque. La sensibilité est conservée. On n'a jamais noté la déviation de la langue ou de la luette. La succion est presque toujours possible, à moins que l'enfant n'ait en même temps d'autres lésions plus graves, et, malgré une complication analogue, elle était conservée dans l'observation de Huchard citée plus haut.

Quelquefois la déformation pourra ne porter que sur certains points, d'un côté du visage ; tous les auteurs modernes, Pajot, Jacquemier, Joulin admettent ces paralysies partielles qui surviennent quand l'instrument n'aura comprimé que des rameaux isolés du facial. « On peut alors observer isolément des paralysies de l'orbiculaire des lèvres ou des paupières, » dit Joulin (1).

Je ne connais pas d'exemple de paralysie faciale double due au forceps.

Diagnostic. — Le diagnostic est facile à faire aussitôt après la naissance, d'autant plus que le plus ordinairement les branches du forceps ont laissé leur trace dans la région parotidienne, mais dans certains cas on pourrait croire à une paralysie de nature cérébrale ; « Si,

(1) Joulin, Traité d'accouchements. Paris, 1867, page 993.

dit M. Roger (1), avec l'hémiplégie faciale coïncide la paralysie des parties internes de la bouche (déviation de la langue et de la luette), c'est que le nerf est altéré, comprimé avant son entrée dans le rocher, on a affaire à une altération profonde, au-dessus des ressources de l'art. »

Pronostic. — « La paralysie faciale qui résulte de l'emploi des instruments ou de pressions, demande peu de traitement, elle s'en va spontanément dans la plupart des cas », dit Churchill (2). Cette opinion est affirmée par tous les auteurs; dans les quatre observations que j'ai citées, il y avait en même temps que la paralysie d'autres lésions graves qui ont déterminé la mort; dans tous les autres cas que j'ai réunis la guérison s'est faite spontanément ou avec un traitement insignifiant, dans un espace de temps qui variait entre trois jours et deux mois. Il ne faut cependant pas s'exagérer pour tous les cas la bénignité de la maladie et dire avec M. Jaccoud (3) que « la paralysie des nouveau-nés guérit d'elle-même en quelques jours. » Il me suffira de citer un fait emprunté à M. Duchenne (de Boulogne) pour prouver que quelquefois cette paralysie peut ne pas disparaître : « Tout récemment j'ai été consulté pour une jeune personne de 15 ans, et qui était atteinte d'une hémiplégie faciale depuis sa naissance, après une application de forceps. On avait cru qu'elle guérirait avec le temps, et puis on avait dit à sa famille qu'il n'y avait rien à faire.

(1) H. Roger, Gazette des hôpitaux. 1863. De la paralysie faciale chez le nouveau-né.

(2) Churchill. Diseases of children. Dublin, 1858, page 221.

(3) Jaccoud, Traité de pathologie interne, 1860.

Les muscles répondant un peu à l'excitation électrique, j'ai conseillé de tenter le traitement par la faradisation quoiqu'il fût bien tard. »

On ne devra pas négliger un moyen qui sert à établir le pronostic de bonne heure, c'est d'interroger les muscles par l'électricité ; tant qu'ils se contracteront on pourra espérer la guérison, et si leur contraction ne se produit pas, on devra au contraire porter un pronostic grave.

Traitement. — Y a-t-il un traitement à instituer? Dans les cas ordinaires il n'y aura rien à faire ; on devra cependant avoir soin de protéger l'œil contre l'action de l'air si la paupière ne retrouvait pas ses mouvements après trois ou quatre jours. Il faut bien s'assurer que l'enfant prend le sein, et voir si la succion n'est pas difficile ou impossible. Il est très-rare, du reste, que l'enfant ne puisse pas téter quand les bouts de sein sont assez volumineux ; si cela était, on devra lui verser dans la bouche du lait avec une cuiller pendant les premiers jours; la déglutition se fait toujours très-bien, même dans les cas les plus graves. — Enfin, si la paralysie ne disparaissait pas après deux ou trois mois, il faudrait avoir recours au traitement par l'électricité : un enfant dont le traitement par l'électricité avait été commencé à cinq ans et demi ne guérit pas (Duchenne). — On essayera donc les courants d'induction ; s'ils ne provoquaient pas de contraction dans les muscles, ce serait un signe que la vitalité du muscle lui-même a été altérée ; on essayerait les courants continus qui agissent alors bien mieux ; de temps en temps on cherchera si l'action des courants induits peut s'exercer sur les muscles, et à ce moment on abandonnera les courants continus.

§ II. *Paralysies du nerf moteur oculaire commun.*

Mon ami, le docteur Lebobinnec, m'a communiqué les deux notes suivantes qu'il a recueillies à la Maternité de Dublin :

OBSERVATION I.

K. M..., âgée de 26 ans, primipare, à terme, entra en travail le 21 avril 1869, à deux heures de l'après-midi. A huit heures du matin, le 22, la tête avait franchi le détroit supérieur. Les douleurs d'expulsion cessèrent alors. A trois heures de l'après-midi, le même jour, une application de forceps fut faite, et un garçon vivant extrait. Au-dessus d'un des sourcils, on voyait la marque d'une des branches du forceps, et la paupière correspondante était fermée.

OBSERVATION II.

M. J..., âgée de 28 ans, primipare à terme. Le travail commença le 23 avril à neuf heures du soir ; la tête resta dans l'excavation, sans faire de progrès, de deux heures du matin à onze heures. Le 24, une application de forceps fut faite ; un enfant mâle fut extrait, du poids de 2665 gr. Au-dessus d'un des sourcils, marque d'une des branches du forceps, chute de la paupière correspondante.

Malgré l'insuffisance de ces deux observations, peut-être pourrait-on voir là deux exemples de paralysies de la troisième paire, produites par le forceps. Il peut se faire qu'il y ait eu une compression du nerf, par l'intermédiaire du globe de l'œil, sur une des crêtes de la fente sphénoïdale. On pourra facilement m'objecter qu'il y avait plutôt une contusion de l'orbiculaire, avec œdème ou infiltration sanguine ; quoi qu'il en soit, cette paralysie est admise par certains auteurs, et M. Galezowski a écrit que « quelquefois le ptosis vient de naissance, « mais il est dû à la blessure par le forceps et à la para- « lysie consécutive du muscle releveur. Dans ce cas « l'affection est monoculaire. »

M. Galezowski a observé l'an dernier un enfant chez lequel le prolapsus de la paupière avait été manifestement causé par l'application de forceps.

CHAPITRE II.

Paralysies obstétricales du membre supérieur.

J'aurai à étudier dans ce chapitre les paralysies spontanées, les paralysies produites par le forceps et les paralysies produites par les manœuvres de l'accoucheur.

§ 1. *Paralysies obstétricales, spontanées du membre supérieur.*

OBSERVATION (1).

Paralysie spontanée du deltoïde.

« Peu de jours après la naissance d'un enfant fort et bien constitué, né après un travail assez long et assez pénible, la personne chargée de le soigner ayant remarqué une différence entre les deux membres supérieurs, me pria de l'examiner. Les deux bras étaient également développés, mais le droit était comme pendant et se tenait rapproché du tronc. Le moignon de l'épaule paraissait un peu affaissé et moins arrondi. Lorsqu'on élevait le bras, il retombait comme une masse inerte, et sous ce rapport il présentait une différence tranchée avec l'autre. Les mouvements de la main, de l'avant-bras s'exécutaient librement, mais sans que le bras y prît part autrement qu'en se portant en avant ou en arrière. — Je crus d'abord à une paralysie congénitale du deltoïde et ne prescrivis aucun traitement; mais, au bout de quinze à vingt jours, l'harmonie dans l'aspect et les mouvements s'était rétablie, je dus supposer que l'accident avait été déterminé par la compression du nerf axillaire contre l'humérus, dans le point où il s'accole à la face profonde du muscle deltoïde. En effet, le peu d'épaisseur du muscle à cette période de la vie rend possible une forte compression du nerf après sa réflexion, ou de ses rameaux deltoïdiens entre l'humérus et un point de a paroi antérieure du bassin.

(1) Jacquemier, Manuel des accouchements, vol. II, page 785. Paris, 1846.

Malgré toutes mes recherches, je n'ai pu retrouver d'autres exemples de paralysie spontanée du membre supérieur.

Cet exemple vient encore nous prouver que l'action utérine est capable de produire des paralysies, c'est un fait a rapprocher de notre observation 1 du chapitre Ier. Dans les deux cas, nous trouvons une même force, l'action utérine, un même mécanisme, la compression d'un nerf entre deux plans résistants qui, dans le cas qui nous occupe, étaient d'une part l'humérus, d'autre part soit l'angle sacro-vertébrale, soit plutôt la symphyse du pubis, ainsi que semble le dire M. Jacquemier. L'enfant, du reste, était « fort et bien constitué, » et le dégagement des épaules est quelquefois très-pénible dans des cas de ce genre. M. Jacquemier lui-même ne nous a-t-il pas prouvé ailleurs (1) que quelquefois ce volume exagéré des épaules devenait un obstacle insurmontable à l'accouchement.

Le rapprochement de ces deux observations semble nous montrer aussi la bénignité de ces paralysies spontanées qui ont guéri en quelques jours dans les deux cas. Cependant je ne voudrais pas être trop affirmatif sur ce point, et il me paraît bon d'attendre que d'autres exemples viennent confirmer l'exactitude de ce pronostic si favorable.

N'y a-t-il pas des circonstances où ces paralysies pourraient se produire plus fréquemment que l'observation ne semble le prouver ? Dans les cas de procidence du bras, par exemple, soit que la tête s'engage en même

(1) Jacquemier. De le difficulté de l'accouchement dans certains cas de volume exagéré des épaules. Gazette hebdomadaire, 1860, n. 40 et 42.

temps que le membre, soit qu'il y ait présentation de l'épaule et que le fœtus ait commence une évolution spontanée. Mais j'avoue que dans les auteurs qui se sont occupés de ces points de l'obstétrique, Coutouly (1) et Pernice (2), par exemple, je n'ai trouvé aucun fait qui vînt confirmer cette hypothèse. Pourtant, le passage suivant, emprunté à Nægele (3) vient donner un appui à cette théorie : « Même quand le bras prolabe, « l'accouchement peut encore se terminer par les seules « forces de la nature, pourvu que le bassin sont bien « conformé, que le fœtus ne soit pas extraordinairement « grand et que la matrice se contracte énergiquement. « Au contraire, si les proportions entre le bassin et le « fœtus sont moins favorables, le prolapsns du bras « peut rendre l'accouchement très-difficile et même im« possible. Le bras comprimé entre la tête et le bassin « peut aussi subir une attrition grave. » « Jœrg pré« tend que la compression du bras prolabé à côté de la « tête peut être assez forte pour produire des lésions des « os ou des articulations ; il dit avoir observé plus d'une « fois l'arrachement des épiphyses cartilagineuses et la « séparation des os de l'avant bras. »

Que le bassin soit un peu grand, que le fœtus ne soit pas très-volumineux, alors, au lieu de ces déchirures et de ces fractures, il pourrait ne survenir qu'une paralysie du bras, causée par une compression modérée.

(1) Coutouly, Considérations sur l'issue du bras de l'enfant, 1810.

(2) Pernice (traduction) Mémoire sur les accouchements avec procidences, etc., in Revue thérapeutique du midi, 1859-1860.

(3) Nægele et Grenser. Traduction Aubenas, Traité des accouchements, page 541.

§ II. *Paralysies obstétricales du membre supérieur, causées par le forceps.*

Historique. — La première observation de paralysie du membre supérieur produite par l'application du forceps a été publiée par Smellie, et date de l'année 1746. Il semble que ce fait remarquable n'ait pas beaucoup attiré l'attention des accoucheurs, car ce n'est que en 1851, en France du moins, qu'on s'occupa de cette question, après la publication d'un autre cas de cette nature par M. Danyau. En 1867, un nouveau fait observé par M. Guéniot, fut communiqué à la Societé de chirurgie, et à cette occasion MM. Blot et Depaul citèrent quatre cas qu'ils avaient observés. M. Duchenne de Boulogne a peu insisté dans son ouvrage (1) sur ces paralysies, il en rapporte pourtant quelques observations.

OBSERVATION I (Smellie, Résumée) (2).

En 1746, je fus appelé par un accoucheur. — Présentation de la face. — Il y avait environ 2/3 de la tête descendus dans le bassin..... Je prononçai que l'on pourrait aisément délivrer cette femme avec le forceps. Je tirai doucement en remuant la tête d'une oreille à l'autre, jusqu'à ce que je l'eusse fait descendre tout à fait dans le bassin, et pour lors, moyennant que j'appuyai dessus avec deux doigts, je tournai le menton et la gorge antérieurement, de la partie inférieure de l'ischion du côté droit vers l'espace qui est au-dessous de l'arcade des os du pubis, de manière que le front se trouve en même temps tourné de l'ischion du côté gauche vers la partie inférieure de l'os sacrum et du coccyx. Et par ce moyen je délivrai cette femme d'un enfant dont la face était toute tuméfiée..... Cette longue compression rendit les bras de cet enfant pa-

(1) Duchenne, de Boulogne, ouvrage cité, page 354.

(2) Smélie. Observation sur les accouchements, traduction Préville. Recueil XXX, obs. 3

ralytique, mais on remédia bientôt à cet accident au moyen de frictions et des embrocations qu'on lui fit.

OBSERVATION II (Danyau, Résumée) (1).

Une primipare eut une attaque d'éclampsie après 24 heures de travail pénible. La tête était en position occipito-iliaque droite postérieure. — Application de forceps ; tête dégagée, occiput en arrière et face en avant. Enfant de 3225 grammes, en état de mort apparente, ranimé. — 36 heures après sa naissance, il ne tétait pas. Il y avait à la fois hémiplégie faciale à gauche et paralysie du membre supérieur du même côté.

Le bras gauche pendait immobile sur les côtés du corps, l'avant-bras dans la pronation, les doigts demi-fléchis. Lorsqu'on le soulevait, il retombait inerte à sa place ; la flexion de l'avant-bras sur le bras était instantanément suivie du retour à l'extension passive ; non-seulement aucun mouvement spontané n'avait lieu dans le membre, mais alors on essayait vainement d'en provoquer en pinçant la peau ; l'enfant témoignait bien, par un petit grognement et par un léger mouvement d'élévation de l'épaule, produit par l'action du trapèze, que la sensibilité n'était point affaiblie, mais la paralysie du mouvement était évidemment complète.

Au cou, eschare le long du bord externe du trapèze, produite par la branche droite du forceps. — Après 8 jours l'enfant mourut.

Autopsie. — Il y avait un léger épanchement de sang dans les tissus environnant le plexus brachial du côté gauche à son origine. Depuis ce point jusqu'au dehors des scalènes, les branches qui concourent à la formation du plexus présentent une teinte sanguinolente qui ne disparaissait nullement par le frottement ; au-delà des scalènes, au niveau du creux axillaire, les nerfs sont décolorés comme à l'état normal. Le tissu nerveux présente partout la consistance ordinaire. — Les tissus qui environnent le nerf facial, au moment où il sort du trou stylo-mastoïdien pour aller s'enfoncer dans la glande parotide, sont ecchymosés ; le nerf lui-même est injecté dans cette partie de son trajet ; au-delà de la parotide, les rameaux nerveux présentent leur coloration normale.

OBSERVATION III (Guéniot, Résumée) (2).

Le 5 août 1864. L'enfant se présentait en O. I. D. A. ; la tête était

(1) Bulletin de la Société de chirurgie, 1851, t. II, page 148.
(2) Bulletin de la Société de chirurgie, 13 février 1867.

parvenue au tiers supérieur de l'excavation quand M. Gueniot fit l'application du forceps ordinaire. Difficulté d'introduction de la première branche, tractions énergiques. Le point contus par la branche droite répondait exactement à la jonction du cou et de la poitrine, on voyait là une eschare noire de un centimètre au niveau du bord antérieur du trapèze. — La paralysie n'est reconnue que 11 jours après la naissance. Le bras droit est pendant sur le côté du tronc, l'avant-bras passivement étendu en pronation, et les doigts fléchis dans la main. Les doigts seuls, ainsi que la main (mais cette dernière à un faible degré), ont conservé la liberté de leurs mouvements. Le bras, au contraire, est complétement inerte. Soulevé à diverses reprises, puis abandonné à lui-même, il retombe chaque fois brusquement. L'avant-bras, mis en état de flexion, ne peut s'y maintenir et revient en grande partie vers sa situation primitive. La sensibilité est bien conservée, ainsi que le témoignent les cris de l'enfant et quelques efforts impuissants pour mouvoir son membre, lorsqu'on exerce sur ce dernier des pincements de la peau. L'épaule n'est pas déformée, il n'y a pas trace de fracture ou luxation.

Le 20 août. — Paralysie stationnaire. — Trois frictions de vin aromatique par jour.

Le 25 août. — Sortie de l'enfant en amélioration ; le bras est le siége de quelques mouvements rudimentaires, l'avant-bras peut se fléchir spontanément. La main et les doigts jouissent de tous leurs mouvements.

L'enfant a été perdu de vue.

OBSERVATION IV (Blot. Résumée) (1).

En 1865, on amena chez moi une petite fille de 3 ans, bien portante, qui avait une paralysie incomplète du bras, de l'avant-bras et de la main gauche; elle portait surtout sur les muscles extenseurs. Le deltoïde écarte incomplétement le bras du tronc; l'avant-bras est dans un état presque permanent de demi-flexion sur le bras; les doigts sont assez fortement fléchis dans la paume de la main, et il faut faire un assez grand effort pour les étendre; la sensibilité est parfaitement conservée. Cette enfant avait été extraite avec le forceps; elle présente sur la tête et le cou les traces de cet instrment.

Elle ne peut saisir les petits objets et donner à son membre toutes les directions qu'elle veut. Quand on lui commande certains mouvements du membre infirme, elle fait d'abord effort pour les exécuter, puis, ins-

(1) M. Blot. Société de chirurgie, séance du 13 février 1867.

tinctivement, elle prend ce membre avec le membre sain pour le porter vers les objets qu'on veut lui faire saisir. Si elle parvient à s'en emparer, elle les serre comme convulsivement, et quand il s'agit de les abandonner, une nouvelle lutte mal ordonnée se livre entre les muscles extenseurs et les muscles fléchisseurs.

OBSERVATION V (M. Depaul, Résumée) (1).

Les paralysies du membre supérieur produites par le forceps ne sont pas si rares qu'on le pense. J'en connais trois cas, dont l'un m'est personnel; j'ai pu suivre les malades, et les accidents ont disparu au bout d'un certain temps. .

OBSERVATION VI. Duchenne (2)

J'ai été consulté pour plusieurs paralysies atrophiques du membre supérieur datant de la naissance et que présentaient des enfants âgés de plusieurs années. L'application du forceps leur avait été faite, mais on avait reconnu leur paralysie un peu plus tard (d'une à plusieurs semaines après).

OBSERVATION VII, — Doherty (3).

Le Dr Doherty cite deux cas qui furent délivrés par le forceps dans l'un desquels il y avait paralysie d'un bras, et dans l'autre paralysie des muscles du cou, qui survinrent peu après la naissance.

Anatomie pathologique. — « La contusion quand elle « est modérée, détermine une extravasation de sang dans « le tissu cellulaire qui unit les filets nerveux constituant « le nerf. La contusion est-elle plus forte, l'écrasement « et la destruction du nerf peuvent en être la consé« quence, » dit Ollivier (4). C'est ce premier degré de la con-

(1) M. Depaul. Société de chirurgie, séance du 13 février 1867.
(2) Duchenne, ouvrage cité, page 357.
(3) Churchill. Diseases of Children, 2e édition, Dublin, 1858.
(4) Dictionnaire en 30 vol., article Contusion.

tusion qui a été noté dans notre observation II, la seule dans laquelle on ait eu occasion de faire l'autopsie.

Étiologie. — Dans quelles conditions cette contusion des nerfs du plexus brachial pourra-t-elle se produire le plus facilement? Danyau et M. Guéniot ont admis que dans les positions inclinées de la tête le forceps pourrait aller très-facilement presser sur l'un des côtés du cou et contusionner ainsi le plexus. Il me paraît, en effet, rationnel d'admettre que dans ce cas l'une des branches du forceps pourrait glisser trop loin sur le cou, cependant dans leurs deux observations cette présentation inclinée n'avait pas été constatée. Il vaut mieux dire, avec M. Depaul, que « l'on ne tient pas assez « compte, en général, de la hauteur à laquelle se trouve « la tête au moment de l'application du forceps, » et quelle que soit la position de la tête, la faute commise par l'opérateur, c'est d'avoir appliqué le forceps trop haut, l'empreinte des branches que l'on remarque souvent sur le cou le démontre d'une façon incontestable. Dans ce cas les manches du forceps seront plus écartés qu'ils ne le sont d'ordinaire ; avant donc de faire des tractions il faudra s'assurer si les cuillers sont bien placées avec leur concavité sur les faces latérales de la tête. Je n'insisterai pas sur ces préceptes qui sont les règles essentielles d'une application de forceps.

Symptômes. — Le membre supérieur est étendu le long du corps, sans mouvements, l'avant-bras est en pronation, les doigts sont fléchis dans la main. Quelquefois on observe dans les doigts des petits mouvements, surtout quand on excite, quand on pince les bras de l'enfant ; la sensibilité est en effet conservée. Les autres membres jouissent de tous leurs mouvements ; l'enfant ne présente ordinairement aucune autre maladie.

Diagnostic. — Il arrive très-souvent que la maladie passe inaperçue pendant plusieurs jours, plusieurs semaines, de sorte que quelquefois, quand on est appelé cinq ou six jours après l'accident, on pourrait craindre d'avoir affaire à une paralysie symptomatique d'une lésion cérébrale. Il faudra alors s'informer si l'enfant a eu des convulsions ; ce symptôme est très-important et peut même suffire le plus souvent à établir le diagnostic. Dans les paralysies congénitales de cause cérébrale, il est bien rare que la paralysie soit localisée dans un seul membre ; ou bien l'on a affaire à une hémiplégie, ou bien l'on trouve des paralysies multiples. Le Dr Kennedy (1) en a cité plusieurs exemples remarquables dans son mémoire : « Dans quelques « cas, dit-il, il y a de temps en temps des tressail- « lements dans l'extrémité paralysée ; le membre dans « les intervalles restant parfaitement paralysé, le plus « souvent les convulsions se montrent dans le côté op- « posé à la paralysie. » Il a observé de plus « que la « sensibilité dans le membre paralysé n'est pas altérée, « les fonctions des nerfs moteurs sont seules déran- « gées. » Il faudra chercher s'il n'y a pas dans le membre une fracture de l'humérus ou une luxation qui pourraient expliquer la paralysie. Très-souvent les traces que les extrémités du forceps ont laissées sur le cou ne permettent aucun doute sur la nature de la maladie.

(1) E. Kennedy, loc. cit. Dublin journal, 1836.

Pronostic. — On avait considéré jusqu'à présent ces paralysies comme peu graves. M. Guéniot, d'après l'amélioration qu'il avait observée au vingtième jour, pense que l'enfant a dû guérir, M. Depaul dans ses trois cas, « a vu les accidents disparaître après un cer« tain temps ; aussi, dit-il, (1) je suis disposé à rappro« cher les paralysies du membre thoracique de ces « paralysies faciales résultant de l'application du « forceps, lesquelles sont ordinairement peu graves. » Nous admettons, avec l'éminent professeur, ce rapprochement; mais nous avons vu qu'il y a des paralysies faciales graves, et si le cas de paralysie du bras cité par M. Blot prête trop à la critique, si l'on peut soupçonner, comme l'a fait M. Duchenne, qu'il y avait peut-être là quelques symptômes d'une lésion cérébrale, si l'observation de Smellie est trop incomplète, du moins les faits rapportés par M. Duchenne prouvent d'une façon évidente que cette paralysie peut être incurable. Ici encore il faudra employer l'électricité, comme nous l'avons indiqué dans le chapitre précédent, pour éclairer son pronostic de bonne heure.

Traitement. — Des frictions excitantes de vin aromatique, des bains excitants, tel est le traitement qui suffira dans les cas légers. Lorsque la paralysie ne cède pas à ce moyen, l'électricité sera employée de la manière déjà indiquée. L'excitation électrique devra être portée principalement sur les muscles qui semblent être les plus affaiblis, c'est-à-dire les muscles de l'épaule, les fléchisseurs de l'avant-bras, sur le bras et les extenseurs du poignet.

(1) Séance de la Société de chirurgie, 13 février 1867.

§ III. — *Paralysies obstétricales du membre supérieur causées par des manœuvres pendant l'accouchement.*

Historique. — C'est encore dans Smellie que j'ai trouvé la première observation de paralysie causée par des manœuvres obstétricales. En 1856, Mattéi avait observé un fait de ce genre, mais dont la nature et la cause lui échappèrent complétement.

La question n'a été étudiée jusqu'à présent que par M. Duchenne ; il a eu occasion d'examiner un grand nombre d'enfants atteints de cette maladie, et qui lui avaient été adressés par les accoucheurs les plus habiles de Paris.

Je signalerai enfin un article de M. le Dr Chantreuil, publié cette année même dans la *France médicale* (1), à propos de l'enfant qui a été le sujet de notre observation IX de ce chapitre.

OBSERVATION I (Smellie.) (2).

En 1736... les membranes étaient rompues de la veille. Le bras de l'enfant se présentait et était un peu enflé ; il y en avait une partie qui était hors de l'orifice externe. Je trouvai que c'était le gauche, je fis examiner toutes ces circonstances à ceux qui étaient présents, dans le dessein d'éviter tout reproche en cas que l'enfant vînt à mourir. La malade s'étant couchée à travers le lit, sur le dos... j'introduisis avec beaucoup de difficulté ma main gauche entre le bras enflé et la partie postérieure du vagin, jusqu'à l'aisselle ; mais il me fallut faire les plus grands efforts pour porter l'épaule et la tête du côté gauche de l'utérus, assez pour me donner la place de porter ma main sur le côté droit le long de la poitrine du fœtus, jusque vers le fond de la matrice où je trouvai les

(1) G. Chantreuil. Paralysie obstétricale chez un nouveau-né, in France médicale, 1872, n° 6.

(2) Smellie (traduction Préville). Observations sur les accouchements, série XXX, observation 8.

genoux; alors ayant recourbé mes doigts et les ayant posés sous les jarrets je tirai les jambes dans le vagin.

Comme l'avant-bras était toujours dans le vagin, je ne pus passer un nœud coulant sur les malléoles; mais je fus obligé d'introduire de nouveau ma main, ensuite, repoussant en haut les épaules et tirant alternativement les cuisses en bas, à la fin, avec beaucoup de fatigue, je vins à bout d'élever le corps plus haut. Le bras s'étant retiré du passage je tirai les jambes hors de l'orifice externe : comme le bassin était large, le corps et la tète furent tirés sans peine. L'enflure qui était au bras de l'enfant s'apaisa et se dissipa peu à peu par l'application des fomentations et des cataplasmes; mais il fut plusieurs jours sans pouvoir remuer ce membre.

Un des assistants me dit que voyant que, la sage-femme tirait avec beaucoup de force l'enfant sans pouvoir le sortir, ils avaient été alarmés et n'avaient pas voulu lui permettre de réitérer ces efforts jusqu'à ce que je fusse venu. Ils croyaient que c'était là la cause de l'enflure du bras lorsqu'il était venu au monde.

OBSERVATION II. (Mattéi, Résumée.) (1).

Primipare quoique âgée de 35 ans. — Présentation du siége du fœtus. — Engagement difficile de l'enfant; l'obésité de la mère et la rigidité des articulations de son bassin y sont pour quelque chose. — Insuffisance du seigle ergoté; tractions sur les aines et sur la tête avec un crochet. — Les bras se sont défléchis et il a fallu introduire la main pour les dégager convenablement. — Naissance d'une fille en état de mort apparente, ranimée. — Induration sous-cutanée sur les points froissés. — Accouchement le 4 juillet 1856.

Le 7 juillet. — On m'appelle pour voir l'enfant qui est déjà confié à une nourrice..., ce qui m'arrête le plus c'est la faiblesse et presque l'immobilité du bras gauche, lequel reste pendant sur le thorax tandis que le droit exécute tous les mouvements.

J'examine avec soin s'il n'y avait pas une fracture, une luxation de ce membre ou même une forte contusion et je ne trouve rien. On voit que la déflexion artificielle a fatigué les muscles du bras; aussi je donne de bonnes espérances. Quand on pique ce bras, du reste, l'enfant lui imprime de légers mouvements.

(1) Mattéi. Clinique obstétricale, observation XXIV.

Le 13. — Le bras a repris de la force et fait presque les même mouvements que l'autre.

Le 17. — Le bras reprend de la force.

OBSERVATION III (Duchenne, Résumée.) (1).

La mère étant primipare et un peu obèse, le travail de la parturition avait été laborieux, et l'extraction du corps de l'enfant qui était très-fort n'avait pu être faite par M. Guibout qu'après de fortes tractions à l'aide d'un doigt introduit sous une aisselle en forme de crochet. — La paralysie a été reconnue immédiatement. — L'enfant, une fille, me fut adressée à un moment rapproché du début, le 19 décembre 1867. L'un des membres supérieurs dont l'avant-bras restait constamment étendu sur le bras, tombait immobile sur le côté du tronc, la main étant dans la pronation par le fait de la rotation de l'humérus en dedans, pendant que le membre supérieur du côté opposé était agité par les mouvements incessants du nouveau-né; ce membre était notablement moins volumineux que l'autre, surtout au niveau du moignon de l'épaule; le deltoïde, le sous-épineux, le biceps brachial, le brachial antérieur étaient paralysés, la contractilité électrique de ces muscles était abolie, la sensibilité musculaire était considérablement affaiblie. — La sensibilité cutanée paraissait normale.

Mon pronostic était grave. Après la vingtième séance seulement on s'aperçut que l'enfant élevait un peu le bras en le portant en avant: c'était le tiers antérieur du deltoïde qui exécutait ce mouvement. Dès lors, l'espoir me revint de rappeler, avec le temps, les mouvements et la nutrition dans tous les muscles paralysés. Après trente séances, appliquées trois fois par semaine, l'élévation du bras en avant et en dedans était à peu près complète, mais c'était le seul mouvement obtenu. Dans une seconde cure d'une vingtaine de séances, faite après deux mois de repos, je vis apparaître l'élévation du membre en dehors; longtemps après, la flexion de l'avant-bras sur le bras; enfin l'attitude de la main qui n'était plus en pronation, annonça que le sous épineux avait recouvré son action et contrebalançait l'action rotatrice de l'humérus en dedans, exercée par le sous-scapulaire. Aujourd'hui après une quatrième cure, l'action du tiers postérieur du deltoïde commence à revenir; il ne me reste aucun doute sur la guérison complète ou à peu près complète et prochaine de cette paralysie. Enfin le membre s'est développé pro-

(1) Duchenne de Boulogne. De l'électrisation localisée, pages 358 et suivantes, pour cette observation et les trois qui suivent.

gressivement et a acquis un volume presque égal à celui du côté opposé.

OBSERVATION IV. (Duchenne).

Un autre enfant m'a été adressée par M. Depaul, le 23 février 1869. Présentation du siége ; la paralysie a été reconnue immédiatement après la naissance : bras gauche. — C'était une petite fille ; j'ai constaté chez elle la même attitude du membre paralysé et les mêmes troubles fonctionnels; il y avait bien encore abolition de la contractilité électrique des muscles, mais la sensibilité musculaire était abolie; la sensibilité cutanée était normale.

Elle est soumise au même traitement ; après soixante séances le tiers environ du deltoïde commence seulement à se contracter volontairement; si M. Depaul et moi nous n'avions pas été témoins de l'heureux résultat obtenu dans le cas précédent, nous perdrions courage.

J'ai eu l'occasion d'examiner cette enfant en février, mars 1872 à la clinique civile de M. Duchenne de Boulogne; elle a aujourd'hui trois ans environ, et la paralysie n'a pas entièrement disparu. Les mouvements de l'avant-bras sur le bras, ceux de la main, sont très-faciles (autant que je puisse me rappeler) mais le deltoïde n'agit que très-peu, l'élevation du bras est très-incomplète surtout dans les mouvements en arrière.

Par une coïncidence fort remarquable le frère aîné de cette enfant avait aussi été atteint de paralysie dans les mêmes circonstances, mais elle a disparu spontanément en quelques jours.

OBSERVATION V. (Duchenne.)

Un autre enfant m'a été adressé par M. Tarnier en juin 1869, quelques semaines après l'accouchement. — L'enfant avait présenté le siége. — Même attitude du membre supérieur paralysé et mêmes troubles fonctionnels que dans les deux cas précédents. — La contractilité électrique des muscles paralysés était seulement un peu affaiblie, la sensibilité musculaire était normale, ainsi que la sensibilité cutanée.

En présence d'une lésion aussi légère je pensais que la paralysie pouvait guérir sans l'intervention de la faradisation localisée soit spontanément, et mieux encore à l'aide de simples frictions excitantes. Rassuré d'abord par l'exploration électrique, je déclarai qu'il n'y avait pas d'urgence d'agir et que l'on pouvait attendre. Ce conseil fut suivi; cependant trois mois plus tard la paralysie était dans le même état. Mais comme je trouvai encore la contractilité électro-musculaire peu affaiblie, mon pronostic ne fut pas modifié; j'exprimai l'opinion : que la guérison par la faradisation localisée devait se faire beaucoup moins attendre que dans les cas dont il vient d'être question. En effet, après quelques séances, l'élévation du bras en avant commençait à se faire. Aujourd'hui après vingt séances, le bras n'est plus en rotation en dedans, ce qui est dû au retour de l'action du sous-épineux; conséquemment la main n'est plus en semi-pronation permanente; la flexion de l'avant-bras commence à se faire et il ne reste à guérir que la paralysie du tiers postérieur du deltoide et augmenter la force des mouvements acquis.

OBSERVATION VI. (Duchenne).

J'ai été appelé en consultation par M. Danyau pour une petite fille âgée de trois ans et demi, dont le corps était tellement volumineux quand elle est née qu'elle est restée très-longtemps au passage après la sortie de la tête, et que pour l'extraire, l'accoucheur, M. Campbell, dut exercer de longues et fortes tractions sur son épaule gauche à l'aide d'un doigt introduit sous son aisselle, à la manière d'un crochet. Elle était menacée d'asphyxie et a été rappelée assez difficilement à la vie. La mère de cet enfant en a eu cinq autres qui ont péri pendant le travail de l'accouchement rendu très-laborieux, comme le dernier, par leur volume énorme. Alors on a constaté que son bras gauche était paralysé; cependant les mouvements de ce membre sont revenus en quelques semaines, à l'exception de ceux qui sont produits par le deltoïde, le sous-épineux, et les fléchisseurs de l'avant-bras sur le bras; il en est résulté les désordres fonctionnels observés dans les cas précédents. La contractilité électro-musculaire est éteinte dans ces muscles, mais les heureux résultats thérapeutiques obtenus par la faradisation localisée, dans les autres cas, m'ont engagé à en faire l'application et me font porter un pronostic favorable.

M. Duchenne m'a donné la fin de cette observation, prise dans ses : « Notes cliniques de 1872 : ».

Cet enfant a été atteint d'une subluxation secondaire postérieure, (sous-acromiale) de l'articulation scapulo-humérale. Les signes de cette subluxation secondaire sont à peu près les mêmes que dans la luxation primitive ; elle diffère de l'autre par la position de la tête de l'humérus qui paraît être à cheval sur le bord postérieur de la cavité glénoïde. Cette subluxation permet de rapprocher le coude du tronc, bien que, au repos, elle maintienne le coude un peu plus éloigné en dehors; en élevant l'humérus sur le scapulum et en lui imprimant un léger mouvement de rotation en dedans, on fait rentrer la tête dans la cavité articulaire. Cette subluxation est occasionnée par la rotation exagérée et continue de l'humérus en dedans; dans ce mouvement la tête est portée progressivement de plus en plus en dehors de la cavité glénoïde, de telle sorte que les surfaces en contact s'atrophient.

L'enfant dont il vient d'être question n'avait pu m'être présenté pendant toute la durée de la guerre ; il est probable que si j'avais continué le traitement j'aurais prévenu cet accident assez grave en ayant soin de maintenir mécaniquement aussi constamment que possible le bras dans la rotation en dehors, j'aurais affaibli ainsi les muscles contracturés par une élongation continue et en même temps j'aurais augmenté par la faradisation et par des massages leur antagoniste principal, le sous-épineux.

OBSERVATION VII. (Communiquée par M. Bailly, chef de la Clinique d'accouchements.)

Geneniève T., femme C., 40 ans, chocolatière, née à Nivet (Belgique), grande, chataine, maigre, mais d'une bonne santé, réglée à 20 ans régulièrement. — Six enfants à terme, vivants. — Dernière apparition des règles le 10 décembre 1866. — Complications de la grossesse des nausées et des vomissements. — Rupture prématurée des membranes le 31 août 1867 à midi. — Premières douleurs dans la nuit du 31 août au 1er septembre. Elles continuent dans la journée du 1er septembre et la nuit suivante.

Le 2 au matin, présentation du tronc reconnue; épaule droite en céphalo-iliaque droite, tentatives de version faites par deux médecins.

Amenée à 10 heures à l'hôpital des cliniques, service de M. Tarnier, lit n° 35. On trouve le bras à la vulve, a main droite, le poignet et le tiers inférieur de l'avant-bras sortis rouges et tuméfiés, fermes. Il y a une phlyctène sur la face dorsale ; les doigts se meuvent par le chatouillement.

Tête à droite, l'épaule et les parties voisines sont tuméfiées, congestionnées, les côtes inaccessibles. On donne le chloroforme. M. Tarnier tente trois fois vainement d'atteindre les pieds en passant en arrière du fœtus et contournant le siége, il réussit la quatrième fois en glissant sur le plan antérieur de l'enfant. - Fœtus extrait vivant mais faible, la respiration s'est établie avec des frictions seules au bout d'un quart d'heure : fille du poids de 2,730 gr.

3 septembre. — Le bras droit encore tuméfié, ferme, complétement inerte : deux phlyctènes persistent sur le dos de la main.

7 septembre. — Le matin : le bras droit pend complétement inerte auprès de l'enfant et quand on le pique avec une épingle l'enfant n'accuse aucune douleur par ses cris ou son agitation. Quelle que soit la position qu'on lui donne, le bras y reste et il ne se produit aucun mouvement ; pourtant si l'avant-bras paraît rester complétement insensible il n'en est pas de même du bras, quand on le pique très-vigoureusement il se produit dans l'épaule quelques mouvements et il semble qu'il y ait un peu de soulèvement du deltoïde. Au niveau de l'articulation huméro-cubitale quoiqu'il n'y ait aucune déformation, ni aucune tuméfaction, on sent de temps en temps une petite crépitation que l'on reproduit surtout de la manière suivante : on appuie un peu fortement sur l'olécrâne et on soulève rapidement les doigts ; dans ce mouvement se produit cette crépitation. — Il y a une petite excoriation dans la paroi antérieure de l'aisselle.

Le soir : l'enfant est toujours dans le même état, impossibilité complète de mouvoir le bras droit, la piqûre d'épingle le laisse complétement insensible, et il ne crie que au moment ou on arrive à presser même très-légèrement au niveau de la peau de l'humérus. — Il est très-jaune et tette assez bien.

9 septembre. — Le soir : l'enfant n'offre aucune différence de température entre les deux bras; temp. axillaire ; 35,5. — A l'électricité le bras gauche est très-sensible, et l'enfant, sous l'influence du courant s'agite en poussant des cris. Il reste parfaitement insensible pendant que l'on électrise le bras droit, et il n'y a aucun mouvement ni dans ce bras, ni dans les muscles.

15 septembre, exeat ; dans le même état.

30 octobre. L'enfant a été revu trois fois depuis cette éqoque, la dernière aujourd'hui même. La motilité ne fait aucun progrès, le bras et l'avant-bras sont dans une résolution complète ; pas de mouvements reflexes. La sensibilité du bras persiste jusqu'auprès du coude en avant ; plus bas on irrite la peau sans déterminer la moindre expression de douleur. Chaque fois éléctrisation de dix minutes avec l'appareil de Gaiffe.

Le malade est adressé à M. Duchenne de Boulogne par M. Depaul ; le deltoïde, le grand dentelé et plusieurs autres muscles ont perdu leur irritabilité, quelques muscles de l'avant-bras répondent à l'excitation électrique.

M. Duchenne m'a renseigné sur les suites de cette observation.

L'enfant était venu plusieurs fois à la clinique de M. Duchenne, lorsqu'il est tombé malade ainsi que sa mère. Le traitement n'a pu être suivi, et lorsqu'on a rapporté l'enfant à M. Duchenne, il y avait une atrophie complète du membre ; le mal était incurable. »

OBSERVATION VIII. Communiquée par M. Tarnier, chirurgien de la Maternité. Recueillie par M. Hervey, interne du service.

Le premier mars 1870, Ch... entre à la Maternité; 34 ans, multipare, apparence de rachitisme, à 24 ans un accouchement naturel.

Les douleurs de l'accouchement commencent le 6 mars, à sept heures du matin ; la femme descend à la salle d'accouchement à sept h. et demie, l'orifice interne offre un diamètre équivalent à celui d'une piéce de un franc. Les membranes sont entières, la partie fœtale très-élevée, irrégulière ; on atteint l'angle sacro-vertébral, le bassin mesure dix centimètres dans son diamètre sacro-sous-pubien.

Le siége se présente, décomplété (fesses) en Sa. Il. Dr. Ant. Le maximum des bruits du cœur fœtal se fait entendre à droite au-dessous de l'ombilic, les contractions sont fortes et rapprochées ; les membranes se rompent spontanément le 6 mars à 1 heure du soir, les contractions sont fortes et fréquentes pendant la nuit du 6 au 7. Les battements du cœur subissent des modifications, ils s'accélèrent et se ralentissent alternativement, le méconium s'écoule abondamment.

Le 7 mars. A 9 heures du matin M. Tarnier est prévenu ; la dilatation est presque complète, et en raison des modifications que présente la circulation fœtale, M. Tarnier se décide à terminer l'accouchement par l'application du forceps. La première branche de l'instrument est introduite à 9 heures 45, la deuxième à 9 heures 49 ; des tractions sont faites seulement progressivement. A 9 heures 52 le siége arrive aux parties génitales, M. Tarnier sent que le forceps glisse, l'instrument est retiré, le siége finit de se dégager spontanément, le tronc se dégage, mais les bras se relèvent vers la tête ; le bras gauche est en arrière ;

M. Tarnier en fait le dégagement et éprouve quelques difficultés ; le bras droit est dégagé avec plus de facilité, la tête ne s'engage pas et reste au-dessus du détroit supérieur.

M. Tarnier place les doigts de la main droite en crochets sur les épaules, pousse la main gauche en arrière, et arrive avec peine à placer ses doigts sur le maxillaire inférieur qui est très-élevé dans le bassin ; des tractions fortes et prolongées sont faites, mais la tête ne progresse pas tout d'abord, quelques instants après elle franchit le détroit supérieur et arrive ensuite rapidement aux parties génitales externes. L'enfant, du sexe féminin, est d'un volume médiocre et naît en état de mort apparente, par l'auscultation on remarque que le cœur se contracte très-faiblement et très-lentement, l'insufflation est pratiquée avec succès. Après quelques minutes l'enfant fait quelques inspirations naturellement. L'insufflation est prolongée pendant un quart d'heure, la respiration s'établit et l'enfant crie, des frictions et des bains lui sont administrés dans le but de ranimer sa circulation.

Le placenta décollé ne s'engage cependant pas ; Mme Callé en fait l'extraction.

Examen de l'enfant une heure après la naissance : On constate sur la cuisse gauche une ecchymose en forme de fer à cheval allongé, parabolique, et ne dépassant pas les limites du membre. En bas et en dehors existe une deuxième ecchymose linéaire, ayant environ 3 centimètres de longueur. Sur la cuisse droite on constate également une ecchymose ayant la même forme, mais dont l'arc se continue de la cuisse sur la poitrine, au niveau des deux avant-dernières côtes droites. Là se trouve une ecchymose horizontale, laquelle, quand les membres sont placés dans la position qu'ils occupaient au moment de l'application du forceps, complète la parabole dont les deux branches existent sur la cuisse. Une légère ecchymose existe au-dessous de la mâchoire inférieure, à droite du menton.

En examinant les membres supérieurs on remarque une immobilité relative, mais notable, du membre supérieur gauche. Le droit exécute des mouvement variés. En examinant attentivement les deux membres, on note que la flexion de l'avant-bras sur le bras, même en la favorisant par une position dans laquelle la pesanteur pourra l'aider, ne se fait pas du côté gauche ; à droite elle se produit pendant l'examen plusieurs fois de suite.

L'avant-bras gauche est en pronation forcée, ses doigts exécutent de petits mouvements comme à droite. Les avant-bras étant fléchis, on voit que l'extension se fait également bien des deux côtés. Lorsqu'on fait passer un courant électrique sur le bras, on remarque une différence dans les contractions bien déterminée : à gauche le mouvement produit est très-faible, en prolongeant l'application ce mouvement s'accentue davantage. L'enfant sent très-bien et pousse des cris.

Le lendemain les symptômes observés du côté du bras gauche persistent moins accusés.

Mort le 8 mars 1870.

Autopsie. — On trouve une infiltration sanguine occupant tout le muscle sterno-mastoïdien droit; le gauche était normal. Les deux plexus brachiaux, examinés comparativement, n'ont rien représenté de particulier.

Expériences. — Sur la pièce disséquée, en exerçant des tractions sur le bras ou sur l'épaule, on voyait que les plexus nerveux subissaient une tension extrême, beaucoup plus prononcée que celle que supportaient les vaisseaux axillaires. Le premier effet d'une traction sur le membre est donc cette distension, cette élongation des nerfs du plexus brachial.

OBSERVATION IX.

La femme L... entre à la salle d'accouchement de la Clinique, le 11 janvier 1872, à 8 heures 1/2 du matin. Elle avait déjà eu quatre enfants, les accouchements antérieurs s'étaient faits sans accidents. On constate une présentation du siége en position S. I. D. P. La dilatation du col se fait rapidement, et le pied droit se présente à la vulve; les contractions s'affaiblissant, M. Depaul se décide à intervenir et il exerce des tractions sur le membre inférieur droit, puis sur le tronc. Les bras s'étant relevés sur les côtés de la tête, M. Depaul les dégagea par la méthode ordinaire et sans beaucoup de difficulté ; la tête fut extraite facilement après avoir été fléchie avec deux doigts introduits dans la bouche. L'enfant du sexe masculin, volumineux, pesait 3,500 gr., et l'on ne remarqua rien d'anormal dans sa conformation extérieure.

Quelques jours après on s'aperçut qu'il y avait quelque chose de singulier dans la façon dont il tenait son bras gauche, et à un examen plus attentif on reconnut une paralysie du membre.

M. Duchenne, invité par M. Depaul, examina ce malade et fit remarquer aux élèves de la Clinique, le 20 janvier, les signes suivants :

Du côté gauche le membre reste étendu le long du tronc, la main est fléchie sur l'avant-bras, les doigts sont fléchis dans la main. Le triceps est sain, le biceps et le coraco brachial sont paralysés, aussi il n'y a pas de flexion de l'avant-bras sur le bras, les mouvements d'élévation du membre sont impossibles par suite de la paralysie du deltoïde. Le sous-épineux est paralysé, aussi son antagoniste, le sous-scapulaire, maintient le membre dans la rotation en dedans.

L'enfant sort quelques jours après de l'hôpital dans le même état.

Trois semaines après sa naissance, Pierre L... est présenté à la clinique de M. Duchenne, qui me fournit la suite de cette observation :

Paralysie à gauche du deltoïde, du sous-épineux et des muscles fléchisseurs de l'avant-bras sur le bras. Pas de contractilité électrique appréciable. Je remarque une contracture du sous-scapulaire qui n'existait pas primitivement (le 20 janvier), mais elle est venue progressivement, et après ces trois semaines le bras étant resté continuellement dans la rotation en dedans. J'éprouvai une grande difficulté à produire la rotatation en dehors. L'immobilité du membre supérieur avait rendu cette articulation extrêmement sensible, au point que le moindre effort de rotation en dehors arrachait des cris à l'enfant ; mais il me fut facile de vaincre la résistance opposée par la contraction du sous-scapulaire, et peut-être les petites brides articulaires qui s'étaient déjà formées, car dans cette manœuvre j'entendis et je sentis des craquements qui indiquaient des ruptures et le frottement des surfaces articulaires.

9 juin 1872. L'enfant est revenu plusieurs fois à la clinique de M. Duchenne qui a commencé le traitement par la faradisation localisée. Aujourd'hui il y a un peu d'amélioration, il y a quelques mouvements d'élévation du membre.

OBSERVATION X. (Communiquée par M. Duchenne, de Boulogne.)

En février 1872, Constant B..., âgée de 7 ans, a été présenté à ma clinique, amené par M. Panas, chirurgien des hôpitaux. Les parents rapportaient qu'en naissant il s'était présenté par les fesses ; accouchement long et laborieux, présentation sacro-cotyloïdienne gauche, extraction longue et très-laborieuse (petit-fils de médecin, accouché par une sage-femme) ! Les deux bras étaient complétement immobiles après la sortie, mais les mouvements sont revenus dans le côté gauche. Pas de traitement. Atrophie de tous les muscles moteurs du membre supérieur droit, et du membre entier qui est moins long au moins de un quart que celui du côté opposé. Bras en rotation en dedans par la contraction du sous-scapulaire, écartement du coude en dehors et pronation forcée de la main. A l'exploration électro-musculaire les muscles fléchisseurs de l'avant-bras sur le bras se contractent très-bien ; à l'avantbras les fléchisseurs profonds du médius et de l'annulaire répondent seuls à l'excitation. Pas de réaction à la région postérieure de l'avant-bras ni à la main.

Il est à noter que le membre était d'un froid glacial, que la coloration de la main et d'une partie de l'avant-bras était légèrement violacée, qu'il n'y avait aucune veine apparente ; la main et les doigts offrent une espèce de bouffissure occasionnée par l'abondance du tissu cellulo-graisseux sous-cutané, ne conservant pas à la pression l'impression du doigt; que l'artère radiale était plus petite que du côté opposé, en outre l'articulation scapulo-humérale était extrêmement sensible, et l'enfant redoutait le moindre mouvement imprimé au membre ; la raideur de cette articulation était très-grande, excepté dans la rotation en dedans ; je lui fis cependant exécuter quelques mouvements doux, modérés, de plus en plus augmentés en étendue, et en quelques jours cette sensibilité avait disparu.

Cet enfant présentait en outre tous les symptômes de la subluxation postérieure secondaire dont les signes ont été donnés ailleurs (1).

Fréquence. — Les paralysies du membre supérieur, produites par les manœuvres de l'accoucheur ne sont donc pas aussi rares qu'on l'avait cru jusqu'à présent ; à part le fait publié par Smellie, les autres, c'est-à-dire 8 cas, se sont produits à Paris entre les mains des accoucheurs les plus habiles, depuis l'année 1866. Je puis donc supposer, avec toutes les apparences d'être dans le vrai, que cet accident doit être très-fréquent; si les faits publiés ne sont pas plus nombreux, je crois bien que cela tient à deux causes : d'abord la maladie encore peu connue a dû être souvent confondue avec un état analogue causé par une lésion nerveuse centrale, ensuite... on n'aime peut-être pas beaucoup à faire connaître ses insuccès. J'espère que cette dernière raison n'existera plus car on a vu que nos maîtres les plus instruits et les plus exercés dans l'art des accouchements n'avaient pas toujours pu éviter cet accident.

(1) Voyez observation VI, page 36.

Anatomie pathologique. — Dans le seul cas où l'examen ait été fait, on n'a pu noter aucun changement dans la consistance, ni dans la coloration du plexus brachial. Je rappellerai que, dans les paralysies produites par la compression du forceps, cette absence de lésions a été la règle.

Symptômes. — L'enfant, dans la plupart des cas, est né après un travail long et difficile ; il est le plus ordinairement dans un état d'asphyxie plus ou moins complet ; on est donc obligé de le ranimer, de lui prodiguer des soins pendant un temps souvent assez long. Aussi il arrive le plus souvent que, aussitôt que l'enfant a été ranimé, dès qu'il a commencé à mouvoir ses membres, on a remarqué quelque chose d'anormal dans son attitude.

Nous avons vu cependant que quelquefois on restait plusieurs jours sans rien remarquer.

Dans les deux cas, voici les symptômes les plus apparents :

Le membre supérieur gît immobile le long du corps de l'enfant, l'avant-bras est étendu sur le bras, souvent le poignet est fléchi sur l'avant-bras, et les doigts sont fléchis dans la main ; l'avant-bras est dans la pronation, le bras est dans la rotation en dedans. Quand on soulève le membre, si l'on vient à l'abandonner, il retombe comme une masse inerte le long du corps ; si l'on a fléchi l'avant-bras il revient promptement dans l'extension. Quand les mouvements ne sont pas complétement abolis, ils sont au moins limités à un petit groupe de muscles : les fléchisseurs de la main, les fléchisseurs des doigts.

La sensibilité cutanée persiste toujours (une seule exception, obs. 8). La sensibilité et la contractilité électro-musculaires présentent au contraire des différences remarquables : quelquefois normales, elles sont d'autres fois affaiblies, mais le plus souvent elles sont éteintes, et cela à une époque très-rapprochée de l'accouchement, quelques jours, une ou deux semaines après !

Le membre conserve ordinairement son volume et sa coloration normales, cependant nous avons vu que, dans un cas de procidence, lorsqu'il avait été comprimé pendant longtemps, il avait pris une coloration livide caractéristique, mais qui se produit toujours dans ces mêmes conditions et n'a aucun rapport avec la paralysie concomitante.

La paralysie double semble être très-rare ; dans la seule observation (obs. 10) où nous la constatons, l'un des bras a promptement recouvré ses fonctions entières.

Diagnostic. — Le diagnostic de la maladie peut présenter quelquefois de grandes difficultés. Il faudra tout d'abord s'assurer que l'on n'a pas affaire à une paralysie de cause cérébrale. L'absence de convulsions et de spasmes prouverait beaucoup en faveur d'une paralysie traumatique ; M. Duchenne a rapporté (1) un exemple dans lequel il y avait à la fois paralysie cérébrale et paralysie obstétricale consécutive à une fracture du cubitus près du coude ; il a vu que « tous les mouvements volontaires du membre supérieur droit provoquaient des spasmes réflexes dans les muscles de ce membre comme on l'observe dans la paralysie cérébrale. »

(1) De l'élect. local, 3e édition, page 362.

Une autre maladie qui est souvent confondue avec la paralysie obstétricale, c'est la luxation sous-épineuse obstétricale ; on comprend du reste que, dans les deux cas, les circonstances et les causes de l'accident ont été les mêmes, l'accouchement a été long et laborieux, il y a eu des manœuvres plus ou moins longues et qui ont forcé l'accoucheur à déployer une force souvent considérable. Or, comme en même temps que la luxation il y a une paralysie (qui s'est produite ou bien isolément ou bien par suite de la luxation, comme on la voit survenir fréquemment dans ces cas chez les adultes) les symptômes de la paralysie seuls frappent le médecin, et la luxation passe inaperçue ; c'est pourtant la luxation qu'il faut reconnaître la première ; car, tant qu'elle n'aura pas été détruite, toute intervention en faveur de la paralysie sera inutile. Quels sont les symptômes de cette luxation ? M. Duchenne en a cité un bel exemple qu'il a fait figurer dans son dernier ouvrage (1) ; il a du reste observé de nombreux cas de ce genre, je ne citerai que le suivant qu'il a vu cette année même :

OBSERVATION.

Paralysie par luxation sous-épineuse obstétricale.— Tirée des notes cliniques (1872) de M. Duchenne, de Boulogne.

Il s'agit d'une enfant, âgée de 5 mois, M..., qui m'a été présentée le 8 juin 1871, adressée par son médecin pour une paralysie du membre supérieur droit. On pensait que cette paralysie était congénitale. Elle avait déjà le membre atrophié et complétement immobile ; il me suffit d'examiner son épaule pour trouver une déformation toute caractéristique, à savoir : un relief en arrière de l'acromion et un peu dans la fosse sous-épineuse, et en avant une dépression notable. Chez le nouveau ne

(1) Duchenne, ouvr. cité, figure 83.

ces signes ne sont pas aussi apparents qu'on pourrait le croire, ni comme on le voit chez un enfant de 7 à 8 mois que j'ai représenté dans une figure de mon article sur cette question. Mais ce qui attira particulièrement mon attention, c'était l'attitude du bras qui était éloigné du tronc présentant le coude un peu en dehors et en avant et la main en pronation, ce signe est très-apparent en comparant avec l'autre bras, signe que l'on n'a pas rencontré chez l'enfant de la Clinique (observation IX, page 40), dont le membre était, il est vrai, en rotation en dedans, mais collé au tronc. A ces seuls signes je portai déjà mon diagnostic qui fut confirmé par un examen plus attentif. En effet, je ne pus rapprocher le coude du tronc quelque effort que je fisse; la légère saillie postérieure de la tête de l'humérus ne put être déplacée, il me fut impossible de vaincre la rotation de l'humérus en dedans.

L'ensemble des signes précédents appartenait évidemment à la luxation scapulo-humérale sous-épineuse.

Je constatai en outre que le membre avait perdu presque tous ses mouvements, toutefois les muscles fléchisseurs de l'avant-bras sur le bras avaient conservé une grande partie de leur force tonique, d'où il était résulté une flexion continue de l'avant-bras avec légère contracture du biceps-brachial. La contractilité électro-musculaire abolie dans tous les muscles situés à l'avant-bras et dans le triceps brachial, elle était à peu près normale dans les autres muscles. Dans cette région la sensibilité était considérablement diminuée; j'en déduisis un pronostic assez grave pour ces muscles en particulier.

La première indication à remplir était la réduction de la luxation, elle fut pratiquée immédiatement avec le concours de M. Richet. Huit jours après commença le traitement de la paralysie par la faradisation à intermittences lentes et à doses très-modérées. En très-peu de séances les muscles dont la contractilité électrique avait été conservée ont recouvré toute leur motilité; mais depuis lors, après plusieurs mois de traitement, les autres muscles n'ont pas encore retrouvé leurs mouvements volontaires, bien que leur contractilité électrique soit revenue en partie dans la plupart d'entre eux. Cette résistance thérapeutique avait été prévue, annoncée on se le rappelle, après le premier examen, de l'état de l'irritabilité et de l'affaiblissement considérable de la sensibilité musculaire.

Contre la contraction, sinon la rétraction du sous-scapulaire et des muscles pronateurs, j'ai employé un petit appareil qui permettait de produire d'une manière continue et à l'aide d'une force élastique. ces mouvements contraires à la contracture; la pronation continue a été vaincue, mais nous n'avons pas encore triomphé de la rotation en dedans de l'humérus.

On voit donc que la déformation de l'épaule, l'attitude du membre et l'impossibilité de rapprocher le coude du tronc sont les signes différentiels qui caractérisent la luxation obstétricale sous-épineuse.

Une fracture de l'humérus, du cubitus, nous l'avons déjà vu, peut aussi bien qu'une luxation faire croire à une paralysie ; mais un observateur attentif reconnaîtra bientôt la véritable maladie, la douleur ressentie par l'enfant quand on remuera son membre, les mouvements de l'épaule qui seront conservés le plus ordinairement, enfin la crépitation, viendront affirmer le diagnostic. Mais il ne suffit pas d'avoir nettement établi l'existence d'une paralysie sans complication ; il faut encore établir bien nettement sur quels muscles elle s'est portée. Cela est très-important, comment en effet pourrait-on sans cette précaution instituer un traitement convenable ? On irait à tort et à travers porter l'électricité sur des muscles sains dont on augmenterait l'action au grand détriment de la guérison. On se rappelle que les muscles les plus souvent paralysés sont le deltoïde, les fléchisseurs de l'avant- bras ; biceps et brachial antérieur, et le sous-épineux.

Pronostic. — La paralysie obstétricale de cette nature abandonnée à elle-même ne guérit pas ; après quelques années, quelques mois, les muscles s'atrophient ; le membre se développe beaucoup moins que celui du côté opposé ; l'enfant reste infirme pour toute sa vie. Lorsque le traitement a été commencé à une époque plus voisine de la naissance, avant que la contractilité électro musculaire ne soit perdue, on a beaucoup plus de chances pour arriver à la guérison, mais les observations 3, 4, 5, 9, nous montrent quelle patience les parents et le médecin doivent apporter dans ce cas, souvent les symptômes d'amélioration ne se montrent que longtemps après et alors que l'on pourrait croire tout perdu. Les chances de guérison sont plus grandes, toutes choses égales d'ailleurs, quand le traitement est commencé à une époque très-rapprochée de l'accident. — Si l'on voit la contractilité électro-musculaire conservée, la sensibilité musculaire et cutanée persistante, il ne faudra cependant pas se hâter de porter un pronostic trop favorable et négliger le traitement par l'électricité ; on voit par l'observation 5 qu'on a été obligé de l'employer plus tard ; la paralysie n'aurait pas guéri sans cela très-probablement et on s'exposait aux accidents consécutifs.

Ces accidents consécutifs qui se produisent même dans des cas où la guérison semble assurée mais marche lentement, et qui sont inévitables quand le traitement n'a pas été fait ou a été interrompu pendant trop longtemps (observ. 6, 9. 10), sont les suivants :

D'abord la contracture du sous scapulaire, causée par l'affaiblissement de son antagoniste le sous-épineux, elle amène la rotation du membre en dedans, et par suite l'impotence complète, car dans ces cas le deltoïde lui-même a toujours perdu son action.

Le deuxième accident consécutif est la luxation ou plutôt la subluxation postérieure sous-épineuse de l'humérus ; ses symptômes et sa pathogénie ont été énumérés dans l'observation 6.

Quand le traitement a été commencé à temps, lorsque les muscles ont recouvré leur nutrition et leur action, il est à remarquer que le deltoïde est le premier des muscles paralysés qui recouvre une partie de son action (observ. 3, 4, 5) mais si la partie antérieure semble guérir rapidement il n'en est pas ainsi de sa partie postérieure qui dans plusieurs cas, (obs. 4, 5.) n'avait pas recouvré ses mouvements après deux ans et plus de traitement.

Etiologie. — Quelles sont les différentes manœuvres qui ont produit ces paralysies?

Elles peuvent être ramenées au nombre de quatre, dans mes observations : 1° Doigts en crochets dans le creux axillaire. 2 cas. — 2° Abaissement des bras relevés sur les côtés de la tête, 4 cas. — 3° Tractions directes énergiques sur le membre, 1 cas. — 4° Abaissement des épaules combiné avec des tractions, la tête étant retenue au détroit supérieur, 2 cas. — Par conséquent le traumatisme supporté par le plexus a été ou bien une compression, ou bien une distension, un tiraillement

1° Doigts en crochets introduits dans le creux axillaire. — Ce mode de production me paraît évident, on voit du reste des paralysies produites chez l'adulte par un mécanisme semblable, celles qui surviennent après l'usage des béquilles ; il y a eu compression du plexus nerveux.

2° Dégagement des bras. — Cette manœuvre quand elle n'est pas faite absolument dans les règles, est très-dangereuse, elle expose assez facilement à des accidents graves, luxation ou fractures d'après les expériences de M. Pajot. (1). Il faut donc toujours se rappeler, quand

(1) Pajot, Thèse de concours, 1853.

on est obligé d'exécuter cette manœuvre, cette observation de M. Bailly : « Le dégagement du bras est un temps délicat et difficile qui exige souvent beaucoup d'adresse, mais exclut absolument l'emploi de la force. » Dans notre observation IX on n'est intervenu que pour abaisser le bras, aussitôt après la tête est sortie facilement, et l'accouchement était fait par M. Depaul ; les règles ont donc été absolument observées, l'abaissement des bras fut même « facile ». Ce qui prouve que dans certains cas une pression même légère suffira pour produire l'accident.

3° Tractions directes sur le bras. — Quand il y a procidence du bras, il faut être bien inexpérimenté pour aller tirer dessus espérant amener l'enfant, aussi nous n'avons trouvé qu'un seul cas semblable, celui de Smellie : les tractions avaient été faites par une sage-femme.

4° Abaissement des épaules avec tractions, la tête étant retenue au détroit supérieur. — Pour M. Tarnier, telle serait la véritable cause de la paralysie. Il appuie cette opinion des expériences qu'il a faites à la Maternité (obs. 8) qui lui ont prouvé qu'en tirant sur le bras ou sur les épaules, on produisait très-facilement et aussitôt un tiraillement du plexus ; dans l'observation 7, de M. Tarnier également, il n'y avait pas eu de flexion des bras, on n'avait pas tiré dans l'aisselle, les doigts en crochet, car c'était une présentation du siége, mais on avait encore eu besoin de « tirer par les épaules, les doigts appuyés sur les épaules. » Une manœuvre analogue connue en Allemagne sous le nom de manœuvre de Prague « a été d'abord publiée par Kiwisch :

(1) Bailly, Thèse de concours, 1866, page 90.

« Lorsque la tête est encore élevée, on abaisse complétement le tronc vers le périnée de la mère et l'on donne au diamètre transversal des épaules une direction propre à favoriser le passage de la tête à travers les diamètres du bassin auxquels elle correspond, puis on applique les doigts en crochet sur les épaules et on exerce une traction graduellement augmentée et dirigée en arrière..... l'on a bien objecté que les tractions opérées sur le tronc pourraient facilement produire un tiraillement dangereux de la moelle, la luxation des vertèbres cervicales, un arrachement de la tête, etc.... Aussi Hohl, Hecker, Veit, Martin, conseillent-ils de s'en méfier (avec raison, d'après Grenser) et de seconder la traction sur les épaules en tirant en même temps sur le maxillaire inférieur. » Mais malgré les dangers de cette méthode, Scanzoni l'a recommandée, car d'après ses statistiques, « elle réussirait dans des cas où toutes les autres sont inexécutables à cause de la position élevée de la tête. » (1)

Traitement. — De nos observations, il résulte que la paralysie abandonnée à elle-même ne guérit ordinairement pas. Quel traitement instituer ? Les frictions excitantes, les bains semblent toujours insuffisants, je crois donc qu'il vaut mieux ne pas les employer, car ils n'auraient d'autre résultat que de retarder l'emploi d'un traitement plus utile.

C'est l'électricité seule qui promet une guérison. Employera-t-on les courants continus ou les appareils

(1) Naegelé et Grenser, traduction Aubenas, Traité d'accouchements, page 316.

d'induction ? L'action thérapeutique comparative des deux espèces d'électricité ne me paraît pas encore nettement établie, du moins pour les cas qui nous occupent, car je ne connais pas d'exemple de paralysie obstétricale traitée *exclusivement* par les courants continus; il est donc impossible de juger la question actuellement. Du reste, une seule raison me ferait tout d'abord rejeter presque absolument les courants continus ; c'est la production de douleurs très-intenses que le petit malade accuse par ses cris et par ses mouvements ; l'enfant semble souffrir tellement que le plus souvent les parents s'opposent aux tentatives de traitement par ce moyen, surtout quand ils ont vu que les courants d'induction sont au contraire supportés sans douleur par le petit malade.

C'est donc à la faradisation localisée qu'on devra avoir recours, c'est elle qui, entre les mains de M. Duchenne, a donné de bons résultats.

Je rappellerai quelle doit être la patience et la ténacité du médecin ; des symptômes d'amélioration ne paraissent souvent que longtemps après le début du traitement, il ne faut donc jamais désespérer, on saura du reste qu'il faudra attendre d'autant plus longtemps que le début de la maladie est plus éloigné.

Dans les cas que l'on verra à une époque plus avancée de la maladie, lorsque les muscles et les os ont subi déjà une atrophie sensible, il sera bon d'employer alors au début les courants continus qui semblent avoir une action plus énergique sur la nutrition des muscles et des os. Quand ces organes auront repris une vitalité plus grande, quand ils commenceront à se contracter sous l'influence des courants de faradisation, alors on emploiera ceux-ci exclusivement.

Nous renvoyons du reste au livre si intéressant de M. Duchenne, qui a traité si longuement et avec tant d'autorité les différents détails du traitement des paralysies par sa méthode d'électrisation localisée. Nous n'insisterons que sur un point, c'est que les intermittences des courants doivent être éloignées ; les séances d'électrisation seront très-courtes et séparées par deux ou trois jours.

Dans les cas où l'on aura à lutter contre la contracture si dangereuse du sous-épineux, il faudra, à l'exemple de M. Duchenne, employer un appareil prothétique qui maintienne l'humérus dans la rotation en dehors.

CHAPITRE III.

Paralysies obstétricales des membres inférieurs.

OBSERVATION I.

Un officier de santé de Paris m'a communiqué l'observation suivante :

Je fus appelé, vers le commencement de juillet 1870, chez Mme D..., pour l'assister dans son accouchement. — Après avoir interrogé cette dame, primipare et d'une bonne santé, je pratiquai le toucher, et reconnus qu'elle était enceinte de 8 mois 1/2. — Je lui conseillai le repos au lit et lui dis de m'avertir dès que les douleurs viendraient. — Quinze jours après environ, on m'appelle de nouveau ; je trouvai l'orifice dilaté comme une pièce de 2 francs ; le lendemain matin, il était grand comme une pièce de 5 francs. — Deux heures après, je fus mandé en toute hate, car la poche des eaux venait de se rompre. — J'appris que pendant mon absence la mère du mari, qui se disait sage-femme, avait rompu la poche des eaux. — Je constatai l'état suivant : Col rigide, dur, coupant ; la tête du fœtus reposait sur le détroit supérieur, et l'index introduit entre le tégument inférieur de l'utérus et la tête, parcourait un espace vide de 2 centimètres environ. — Position O. I. G. A.

Ne voulant prendre sur moi l'application du forceps, je fis appeler un docteur. Nous fîmes prendre à la malade un grand bain d'une heure et demie, puis après avoir fait une incision sur le côté droit du col, nous constatâmes une dilatation suffisante et l'on appliqua le forceps. On fit plusieurs essais de tractions énergiques pendant une demi-heure, les deux médecins tirant tour à tour, mais jamais ensemble ; la tête ne s'engageait pas cependant.

L'enfant ne semblait pas souffrir ; on se décida alors à recourir à un accoucheur spécialiste, et à cinq heures du soir, les trois médecins décidèrent de tenter une nouvelle application de forceps. On fit un large débridement de la vulve, mais ce ne fut cependant qu'après des tentatives longues et réitérées que l'accouchement s'effectua.

Du côté de la femme, il y eut une hémorrhagie considérable qui fut arrêtée par la compression de l'aorte, l'administration de 4 gr. de seigle Ergoti et l'introduction d'un citron décortiqué dans la matrice que l'on promena contre les parois de l'organe.

L'enfant volumineux naquit dans un état de mort apparente, mais fut ranimé très-rapidement. Il présentait une paraplégie complète et une paralysie faciale du côté droit. On n'avait entendu aucun craquement pendant les applications de forceps. L'autopsie n'a pas pu être faite.

OBSERVATION II.

M. Parrot a publié dans l'*Union médicale* (1870, n° 11) un fait très-intéressant de rupture de la moelle due aux manœuvres de l'accouchement.

« Les membres supérieurs étaient complétement inertes, avec la sen sibilité conservée. Quand l'enfant est couché sur le dos, on ne saisit aucune manifestation spontanée d'activité musculaire dans les membres inférieurs. L'enfant vécut huit jours.

« A l'autopsie, on trouva au niveau des 6e et 7e vertèbres cervicales une déchirure des membranes et une rupture complète de l'axe nerveux. »

Les renseignements obtenus furent les suivants :

« La mère était primipare, l'accouchement a été très-laborieux. L'extrémité pelvienne s'étant présentée, on avait exercé sur les pieds des tractions violentes. Au moment où l'accoucheuse agissait avec une grande force sur la jambe gauche, elle entendit un craquement très-fort qui lui parut avoir pour siége la partie du corps qui n'était pas encore dégagée. »

OBSERVATION III.

Un autre fait de rupture de la moelle avec déchirure du corps de la 3e vertèbre cervicale a été rapporté (même numéro de l'*Unio médicanle*) par M. Guéniot ; la tête s'était défléchie et les tractions qui durent être énergiques portèrent presque exclusivement sur le cou de l'enfant.

La possibilité des distensions et des déchirures de la moelle par suite des tractions sur la colonne vertébrale avait été admise depuis bien longtemps ; il le fallait du reste, puisque on avait vu des cas d'arrachement complet du tronc, la tête restant dans le bassin.

Mais les auteurs ne sont pas tous d'accord sur la

facilité de cet accident grave. Mme Lachapelle dit que « parfois les tiraillements qu'on exerce sur le tronc peuvent en séparer la tête ou luxer les vertèbres. » (1) Wigand (2) explique longuement les dangers de l'accouchement forcé par les pieds, « si tout le reste est innocent, en sera-t-il de même de l'extension forcée de la colonne vertébrale? Je rappellerai seulement cette expérience bien connue dans laquelle certains animaux, comme par exemple des chats qui ont cependant la vie dure, sont tués instantanément quand on saisit d'une main la tête, de l'autre la queue, et qu'on fait sur ces deux extrémités des tractions subites et énergiques. » Pour Wigand, la manœuvre la plus dangereuse est celle dans laquelle on tire sur le cou en même temps qu'on « opère ce mouvement d'extension ou de flexion en arrière par lequel la partie antérieure du cou est mise dans une extension forcée, la partie postérieure dans un état de flexion, de pression et de raccourcissement. »

Jacquemier (3) au contraire dit que « la région cervicale du rachis peut supporter une traction régulière considérable sans en souffrir. D'après des expériences que j'ai faites, des tractions graduées sans secousses et sans mouvements de torsion, telles que je pouvais les produire par l'emploi de toutes mes forces..... n'ont jamais déterminé ni luxation cervicale ni déchirure des ligaments, ni lésion quelconque soit sur la moelle allongée, soit à la racine des nerfs. »

(1) M. Lachapelle, vol. III, p. 425.

(2) De la version par manœuvres externes, traduit de Wigand, par Hergott, p. 71.

(3) Jacquemier. De la difficulté de l'accouchement dans certains cas de volume exagéré des épaules, *in* Gazette hebd., 1860, n. 40 et 42.

Ces paralysies des membres inférieurs sont donc ordinairement le résultat d'une lésion de la moelle; dans ces conditions, le pronostic doit être très-grave, la mort sera plus ou moins rapprochée de l'accident, d'autant mieux que dans tous les cas de ce genre il y aura très-probablement des lésions cérébrales importantes, dues à la compression prolongée qu'aura subie la tête, et qui ne sont pas compatibles avec la vie.

Je sais bien que Mme Lachapelle a porté un pronostic plus favorable : « C'est une chose remarquable, dit-elle, que la résistance et la vigueur de certains enfants. On les voit naître très-vigoureux après un accouchement long et pénible et qui a exigé des tiraillements sur les pieds, le tronc, le col..... Il en est d'autres au contraire qui périssent au moindre effort et pour peu que l'utérus reste contracté sur eux. » (1) Ailleurs, elle dit très-nettement : « J'ai vu des enfants naître bien vivants, quoique un craquement dans le rachis eût fait craindre une luxation vertébrale. » (2)

Duguès, dans certains cas, porte le même pronostic : « Des tractions inconsidérées peuvent séparer le rachis de l'occiput et tuer l'enfant par la rupture de la moelle épinière ; quelquefois même l'effort a été tel que le tronc a été tout à fait détaché et que la tête est restée seule dans la matrice. Mais dans certains cas, on s'est arrêté à temps ; un craquement a annoncé que les ligaments cédaient, on a cessé tout effort, et si l'enfant a été expulsé, il a pu vivre et guérir malgré cette distension du rachis sans séparation réelle. »

(1) Madame Lachapelle, t. I, page 237.
(2) Madame Lachapelle, t. III, page 425.

Malgré le pronostic si rassurant qu'ont porté ces auteurs célèbres, et basant mon opinion sur les faits que j'ai rapportés, je persiste à croire que les paralysies des membres inférieurs chez le nouveau-né sont très-graves, car elles sont ordinairement symptomatiques d'une lésion profonde des organes cérébro-spinaux. L'enfant meurt au bout de peu de temps.

J'ai recherché s'il ne s'était jamais produit de paralysies des membres inférieurs à la suite d'accouchements laborieux par le siége, lorsqu'on a été obligé d'employer des tractions énergiques au moyen de crochets ou de lacs, de même lorsque dans une version on a tiré fortement sur un seul pied ; dans toutes ces manœuvres j'ai vu survenir fréquemment des accidents divers, mais jamais de paralysie.

A. PARENT, imprimeur de la Faculté de Médecine, rue Mr-le-Prince, 31.

www.ingramcontent.com/pod-product-compliance
Lightning Source LLC
LaVergne TN
LVHW010823150926
848035LV00047BA/1200
9782014022261